PRÉCIS

SUR

LES MALADIES,

Qui affligent la Bouche, et sur les moyens de les combatre par l'usage de l'Electuaire Anti-scorbutique et de L'Elixir Odontalgique ;

PAR J.H AUDIBRAN, AINÉ,

Expert-Dentiste.

A PARIS,

Rue de la Feuillade, N.os 3 et 32, près la Place Victoire.

AN 1805.

AVIS.

Le sieur AUDIBRAN prévient qu'il espère mettre sous presse incessamment un ouvrage intitulé *Essai sur l'art du Dentiste*, et successivement un autre ouvrage plus considérable, sous le titre de *TRAITÉ DES DENTS*, qui donne les moyens d'en conserver la beauté, de guérir leurs maladies et celles des Gencives ; et qui indique généralement toutes les Opérations que le Dentiste doit faire sur elles.

MOYENS

De prévenir et de guérir les maladies des Gencives et des Dents.

DEPUIS qu'on a reconnu que les dents étoient indispensables pour la santé, on cherche à les conserver avec beaucoup plus de soins. Cependant la plupart des personnes croient encore aujourd'hui que leur durée ne dépend pas toujours des secours et des soins que l'art leur donne, et s'imaginent que la nature seule pourvoit à leur conservation, mais rien de plus faux et nous le voyons chaque jour. Pour quelques personnes qui conservent leurs dents belles et saines, il y en a mille qui les perdent de bonne heure, en souffrant des maux cruels.

Chacun sait que la santé dépend principalement d'une bonne digestion, et que, pour bien digérer, les alimens doivent être broyés par une bonne mastication. Or point de mastication pour l'homme qui a le malheur de n'avoir plus de dents, ou de n'en avoir que de douloureuses. Car, alors, les alimens mal triturés arrivent, à peu-près sans préparation, dans l'estomac qui n'a point la force de les digérer : delà des maux d'estomac longs et cruels ou des indigestions plus cruelles encore.

D'où la conséquence que, sous le rapport de la santé, l'on ne sauroit apporter trop de soins à la conservation de ses dents, ou à leur remplacement, mais on le doit aussi sous un autre rapport.

Voyez cet orateur qui, il y a quelques années, faisoit les délices de son auditoire par la pureté et la netteté de sa prononciation ; aujourd'hui il articule avec peine, les sons se perdent dans sa bouche, ses phrases n'ont plus de charmes pour l'oreille qui se lasse de ne point entendre les fina-

les ; il fatigue, il se déplait à lui-même, et bientôt il lui faudra quitter la partie. Et pourquoi ce-
la ? C'est qu'il n'a plus ces machines ingénieuses
dont la nature l'avoit pourvu pour former et pour
transmettre les sons ; et qu'il a négligé de recou-
rir au dentiste pour réparer les pertes qu'il a
faites.

Voyez cette femme aimable et spirituelle, dont
les dents blanches et bien ordonnées faisoient
un des plus beaux ornemens. A son air de jeu-
nesse a succedé je ne sai quoi, qui feroit croire
qu'elle a vieilli de dix ans, depuis dix mois. Du
reste elle est la même; elle a même esprit, mêmes
graces, et cependant on a plus le même plaisir à
l'écouter, à lui parler, ni à la voir. Quelle est la
cause unique d'un si grand changement ? hélas !
elle a perdu la majeure partie de ses dents, et ne
les a pas fait remplacer. Qu'elle ait recours à un
dentiste adroit, et sous quelques jours, il lui aura
reconquis tous ses avantages; ses joues auront

recouvré leur contour; on lui reverra sa belle bouche, et sa prononciation redevenue vive et légère, fera briller son esprit et ses connoissances.

Une méthode simple de conserver les dents, et de prévenir ou de guérir les maladies qui les affectent, doit donc faire espérer un bon accueil à son auteur.

C'est aussi ce qu'espère le sieur AUDIBRAN, c'est dans cette vue qu'il a composé un Electuaire et un Elixir dont l'usage guérit toutes les maladies qui affligent la bouche et prévient leur retour.

Jettons un coup d'œil rapide sur les maladies dont les gencives et les dents sont si fréquemment attaquées.

Les maladies des gencives affectent à un tel point les dents, qu'elles leur causent des accidens sans nombre, les affections les plus ordinaires des gencives sont des petits superflus de chair, qui négligés peuvent acquérir une telle grosseur, que l'action de la bouche en soit supprimée et qu'ils occasionnent des fluxions qui se terminent par des abcès, ou donnent l'être à des petits boutons fistuleux qui surviennent aux gencives ; les ulcères de ces parties si délicates sont très-communs, et l'affection scorbutique qui les ronge, l'est presque autant.

Ces maladies proviennent, assez généralement d'une cause vénérienne ou scorbutique, et alors, il faut que la méthode des remèdes internes la détruise, ce à quoi on parviendra en faisant usage en même temps de l'Electuaire et de l'Elixir qui ont la vertu de détruire radicalement le vice. Il est bon d'observer que ces affections sont très-souvent locales, auquel cas l'Electuaire, l'Elixir, opèrent seuls la guérison. Le tartre doit être regardé comme la première cause qui engendre les maladies des gencives et des dents. Cette matière corrosive, se loge entre elles et les gencives, s'y attache fortement, et s'y amasse au point d'embarasser la circulation du sang. Alors le sang engorgé, et les sérosités obstruent et tendent les vaisseaux, dont les parois perdant peu à peu leur force, finissent par se rompre aux plus petits efforts.

Bientôt les dents deviennent chancelantes, et sortent de leurs alvéoles, et les gencives se gonflent et s'allongent et causent des douleurs très-aigues. Malheur à qui néglige de faire une sérieuse attention a des affections de cette nature, parce qu'elles ne manquent pas de faire de grands progrès, sur-tout lorsque l'humeur est abondante. Car bientôt, par son séjour dans les vaisseaux et par sa malignité, cette humeur ronge, excorie ou ulcère les gencives; et, si l'on ne se hâte d'employer convenablement l'Electuaire et l'Elixir, il faut s'attendre à des ravages incalculables.

L'Electuaire anti-scorbutique a pour vertu d'enlever le tartre qui n'est pas très-ancien, et d'empêcher qu'il ne s'accumule sur les dents et ne se glisse sous les gencives ; cette incrustation fait une telle impression sur elles, qu'elle empêche le retour des liqueurs qui sont destinées à les lubréfier ; par suite le périoste se décompose et les dents déracinées s'en vont en détail, et ne laissent pour ressource que des gencives sans consistance.

L'Electuaire détruit les ulcères qui surviennent à la bouche, et les fongosités ; il raffermit les gencives molles, livides, flasques, ou relâchées par quelque humeur âcre : son usage les empêche de saigner, il les fortifie et les vivifie ; et les dents déjà chancelantes redeviennent fermes et solides : il rend la bouche fraîche, l'haleine douce et suave, et prévient les caries ; il réunit à ces avantages, celui d'entretenir les lèvres et les gencives vermeilles, il garantit la bouche de tous les vices qui peuvent exciter la mauvaise odeur et la corruption ; il parfume la bouche d'une manière très-agréable.

Non seulement le sieur AUDIBRAN, à cherché un Electuaire et un Elixir préservatifs et curatifs des maladies de la bouche ; mais il s'est encore essentiellement appliqué à trouver un remède qui prévient la carie, et qui en arrêtât particulièrement les progrès ; et, il y est parvenu par la composition de son spécifique.

Je crois pouvoir me dispenser de rapporter beaucoup d'exemples pour confirmer les avantages et l'efficacité de mon Electuaire et de mon Elixir, il me suffira d'observer qu'il existe un grand nombre de personnes sur lesquelles ils ont opéré des effets merveilleux, et dont le témoignage vaut mieux que tout ce qu'il me seroit facile d'ajouter, pour garantir l'infaillibilité de leur succès : quiconque les a methodiquement employés pour détruire quelque affection de la bouche, s'en est trouvée parfaitement guérie, et en très-peu de temps. Il est facile au surplus de s'en convaincre par soi-même, il suffit d'en faire personnellement l'expérience.

Enfin, pour terminer ce simple extrait, l'Electuaire et l'Elixir peuvent être regardés comme deux des Anti-scorbutiques les plus puissans.

***

MANIÈRE de se servir de l'Electuaire anti-scorbutique, et de l'Elixir odontalgique du sieur AUDIBRAN.

Si les dents sont chargées de tartre, on prendra quelques goutes de l'Elixir qu'on mettra dans un peu d'eau tiède, pour se rincer la bouche, et se frotter les gencives et les dents avec une éponge fine, ensuite on prend de l'Electuaire gros comme une petite fève, on l'applique sur les dents à l'aide d'une brosse très-douce, dont on les frotte de bas en haut et de haut en bas, et ensuite on se gargarise avec une mixtion d'eau simple et de l'Elixir.

L'orsque les dents sont ébranlées ou mal affermies et que les gencives sont molles, gonflées, ou sujettes à suppuration, on doit employer de ces remèdes plusieurs fois par jour, et de la manière qui vient d'être indiquée; mais, lorsqu'il n'est besoin que de les entretenir propres et saines, on en fait usage une fois le jour seulement.

Dans quelque affection que ce soit, on doit continuer de s'en servir jusqu'à ce qu'elles soient entièrement détruites, et que les gencives et les dents soient en bon état.

Dans les douleurs de dents provenantes de fluxions, il faut se gargariser souvent la bouche avec une décoction de racine de guimauve, ou de lait tiède que l'on aiguisera par quelques goutes d'Elixir.

Pour arrêter les caries, on en introduira avec un peu de coton dans les dents affectées, on réiterera cette introduction plus ou moins souvent, selon les douleurs, mais toujours il arrivera que 7 à 8 jours suffiront pour qu'il n'y ait plus de douleurs, à moins que le mal ne tienne à quelques causes extraordinaires qui le rende incurable ; il ne faut pas au surplus se figurer que par la simple application de l'Elixir on se trouve guéri dans le moment même, comme il y a tant de charlatans qui le disent : souvent le coton en comprimant la partie sensible d'une dent gâtée, n'empêche pas la douleur de durer encore quelque temps ; mais sans l'application du remède la dent auroit été bien plus douloureuse, et la dent en général arrive au point de n'être plus du tout sensible à l'impression du chaud ni du froid ; et alors étant bien plombée elle ne se gâte plus, ne donne aucune odeur et sert à la mastication aussi parfaitement que les autres.

L'Electuaire, l'Elixir, raffermissent les dents branlantes, ils les maintiennent dans leurs alvéoles, les entretiennent saines, conservent leur blancheur naturelle, donnent à l'émail une beauté éclatante sans l'offenser ; enfin, l'Electuaire et l'Elixir sont d'une utilité reconnue pour ceux qui voyagent sur mer, ainsi que pour les personnes qui

(14)

habitent des pays mal-sains, où l'air chargé de miasmes nuisibles, attaque les dents qui sont exposées à ses impressions.

Souvent une hémorragie survient à la suite de l'extraction des dents, sur-tout lorsquelles ont été arrachées par un homme mal-adroit; au moyen de l'Elixir on parvient aisément à l'arrêter, soit en se gargarisant la bouche du côté malade, et en observant de le garder quelques minutes; si l'hémorragie résistoit à ce premier essai, il faudroit employer le tampon de charpie imbibé d'Elixir, ce moyen ne manque jamais lorsqu'il est employé avec soin.

Le prix de l'Electuaire Anti-scorbutique, et de l'Elixir Odontalgique qui se trouve chez moi, *Rue de la Feuillade, N.° 3 et 32, au premier, près la Place Victoire*, est de 1 liv. 10 s., 3 liv. 6 l. et 12 liv.

Il donne une remise honnête à ceux qui en prennent plusieurs bouteilles, et fait des envois dans les Départemens.

Le sieur AUDIBRAN avertit que les pots d'Electuaire Anti-scorbutique et les bouteilles d'Elixir Odontalgique de son invention, portent une étiquette et sa signature.

Nota. Il prévient en outre de se mettre en garde contre toutes les Poudres et les Eaux qui se distribuent dans le commerce, parce que la plupart contiennent des substances rongeantes, qui usent peu-à-peu l'émail des dents et affectent les gencives.

DES DENTS ARTIFICIELLES.

Lorsque par quelques causes on a eu le malheur de perdre ses dents, on peut s'en procurer chez le sieur AUDIBRAN, qui fabrique des mécaniques de toutes espèces, qui servent également à l'ornement, à la prononciation, à la trituration, et qui le disputent à la nature par la plus parfaite ressemblance.

Il fait généralement toutes les opérations qui concerne les dents.

De plus, le sieur AUDIBRAN est visible pour les opérations, depuis 8 heures du matin jusqu'à 7 du soir.

De l'Imprimerie de LE BECQ, rue St.-Jean-de-Beauvais, N.° 13.

www.ingramcontent.com/pod-product-compliance
Lightning Source LLC
LaVergne TN
LVHW050423060726
842526LV00007B/2413